AF246729

DE L'IMPORTANCE

DE

L'HYGIÈNE DANS LA TUBERCULOSE

PROJET D'ASSOCIATION

POUR

L'ÉTUDE DES MOYENS ET LEUR APPLICATION

A

L'EXTINCTION DE LA TUBERCULOSE

PAR

Le Docteur Hippocrate CALLIAS

Lauréat de la Faculté et de l'Académie de médecine de Paris

PARIS

G. STEINHEIL, ÉDITEUR

2, RUE CASIMIR-DELAVIGNE, 2

1888

AVANT-PROPOS

1º — L'importance de l'hygiène pour la prophylaxie et la guérison de la tuberculose n'est pas encore connue et divulguée comme elle devrait l'être.

2º — C'est par les mesures hygiéniques et l'application rigoureuse des lois de l'hygiène qu'on arriverait à la diminution de la fréquence et à l'atténuation de la gravité de la tuberculose.

3º — Les mesures prises jusqu'à ce jour, ont été isolées, disséminées et la plupart du temps dues à l'initiative privée.

4º — On ne doit pas assimiler la tuberculose aux autres maladies microbiennes. Car les conditions de développement et d'existence des bacilles tuberculeux et les conditions de diffusion, de multiplication ou de leur culture, pour ainsi dire, dans l'organisme vivant sont tout autres. Elles ne dépendent que de la diminution de la force de résistance vitale, laquelle ne peut être conservée que par l'hygiène. Ce que nous démontre l'expérience et l'observation, et le mot même de phthisie (φθίσις), consomption, épuisement, débilité l'explique assez.

5° — Le bacille tuberculeux est détruit souvent dans l'organisme par la seule force de résistance des éléments vitaux, lorsque le *locus minoris resistentiæ* n'existe pas.

6° — La vaccination antituberculeuse, si on la trouve, et les autres moyens thérapeutiques ne pourront donner des résultats constants et palpables, tant que l'habitation, l'alimentation et le travail ne seront soumis absolument intégralement aux lois de l'hygiène. Il y a énormément à faire là-dessus.

7° — Il est donc urgent et utile de propager, de divulguer les lois de l'hygiène, le mode de propagation, de diffusion, de contamination de la tuberculose pour mettre en garde contre la trop grande extension de la maladie. L'ignorance du monde sur ce sujet est encore presque universelle.

8° — Il est urgent de fonder des dispensaires, des refuges de convalescence à la campagne, des sanatoria maritimes ou de montagnes pour venir en aide aux pauvres qui ne peuvent pas par leurs propres ressources suivre la meilleure manière de se guérir.

9° — Il est urgent de fonder des laboratoires attenant à tous ces établissements.

10° — L'initiative individuelle n'est pas capable d'obtenir ces résultats.

11° — Il est indispensable de se réunir, de s'unir et de jeter les bases d'une Association générale à la fois scientifique et humanitaire, seule capable de mener à bien cette œuvre utile au plus haut degré, pour obtenir sinon l'extinction, mais au moins la diminution considérable de la tuberculose.

12° — L'Association une fois constituée, pourra se mettre en rapport avec les Sociétés savantes de toute la France et avec le gouvernement pour obtenir des moyens puissants et propres à la réussite de son but.

Sa devise doit être « Labor improbus omnia vincit » et « Naturæ non imperat nisi parendo ».

PROJET D'ASSOCIATION

POUR

L'ÉTUDE DES MOYENS ET LEUR APPLICATION

A

L'EXTINCTION DE LA TUBERCULOSE

———

REGLEMENTS

ART. I. — Il est constitué une association intitulée « Association pour l'étude des moyens et leur application à l'extinction de la tuberculose ».

ART. II. — Le nombre de ses membres est illimité.

ART. III. — Toutes les classes de la Société peuvent être élues membres de l'Association.

ART. IV. — La seule condition pour être membre de l'Association est de verser une cotisation annuelle de *cinq* francs ou *cent* francs versés en une fois.

Art. V. — L'Association est divisée pour plus de facilité en deux parties :

1° La partie scientifique.
2° La partie administrative.

1° La partie scientifique de l'Association sera composée de médecins, pharmaciens et vétérinaires.
2° La partie administrative sera composée de tous les membres de l'Association.

Art. VI. — Ces deux parties seront divisées elles-mêmes en plusieurs sections qui prendront une dénomination suivant leurs attributions ; comme par exemple : section d'hygiène, section de thérapeutique, section de climatologie, section de création d'établissements utiles, etc., etc.

NOMINATION DES BUREAUX

Art. I. — Le Président de l'Association ne sera nommé que parmi les médecins de l'Association.
Art. II. — Tous les bureaux réunis nommeront un Président honoraire membre ou non de l'Association.

Art. III. — Les Vice-Présidents, au nombre de deux, seront nommés l'un pour la partie scientifique, l'autre pour la partie administrative.

Art. IV. — Il sera nommé de même deux Secrétaires généraux, deux Secrétaires particuliers et un Trésorier.

Art. V. — En l'absence du Président de l'Association la présidence sera occupée hiérarchiquement.

Art. VI. — Les membres du Bureau de l'Association seront élus pour deux ans.

Art. VII. — Chaque section élira ses membres de bureau à part.

Art. VIII. — Les membres des bureaux des sections seront renouvelés tous les six mois.

RÉUNIONS

Art. I. — Le Président de l'Association aura le droit de prendre part à toutes les délibérations des sections et le droit de voter.

Art. II. — La réunion générale de l'Association aura lieu une fois par mois.

Art. III. — L'Association se réunira pour entendre les rapports des sections et sanctionner leur vote.

Art. IV. — Les sections se réuniront une ou deux fois par semaine pour les questions courantes.

Art. V. — Lorsqu'il y aura urgence les sections pourraient se réunir plusieurs fois jusqu'à la solution complète de la question.

Art. VI. — De même pour hâter l'exécution des votes des sections, les membres de leurs bureaux réunis peuvent décider s'il y a lieu de provoquer une réunion générale extraordinaire de l'Association.

SECTIONS

La partie scientifique de l'Association comprendra les sections suivantes :

A. — *Section d'hygiène.*

La section d'hygiène aura pour objet :

1° L'étude des moyens propres à l'amélioration des conditions hygiéniques de l'habitation, de l'alimentation et du travail.

2° Dans cette section peuvent, par exception, prendre part, en dehors des médecins, pharmaciens et vétérinaires, les directeurs de fabrique et fabricants, les architectes, etc.

B. — *Section de thérapeutique.*

La section de thérapeutique aura pour objet :

1° L'étude et la détermination exacte des médicaments ou autres moyens thérapeutiques utiles à la tuberculose, après élimination de tout ce qui a été démontré, par l'expérimentation, superflu ou nuisible.

La matière médicale de la tuberculose est encombrée d'une foule de médicaments. Il est donc utile et nécessaire de trier ce qui est bon et de rejeter ce qui est mauvais ou inutile.

De cette manière nous ne serons pas perplexes pour choisir le médicament utile à tel cas, sans risquer de perdre un temps précieux, en employant des substances qui occupent, encore aujourd'hui, dans tous les formulaires, une place que d'autres devraient prendre.

2° Les recherches thérapeutiques, dont la valeur serait confirmée par les expériences qu'entreprendrait la section suivante.

C. — *Section de bactériologie.*

La section de bactériologie aura pour objet :

1° Les recherches microscopiques applicables à la tuberculose, scrofule, etc., faites dans les laboratoires attenant à toutes les stations telles que les dispensaires, hospices extra-muros, refuges de convalescence, sanatoria maritimes ou de montagnes ;

2° L'expérimentation dans ces laboratoires des substances médicamenteuses ou autres procédés thérapeutiques afin de juger de leur valeur avant leur application chez les malades.

Dans ce but, la présente section pourra se mettre en rapport avec la section de thérapeutique.

D. — *Section de climatologie.*

La section de climatologie aura pour objet :

1° La recherche et l'étude exclusivement des climats de la France et de ses colonies au point de vue de la tuberculose, la scrofule et tout ce qui s'y rapporte ;

2° La détermination exacte de chaque climat à chaque forme de la maladie ;

3° La recherche et découverte d'endroits propices pour l'établissement des hospices, refuges de convalescence, sanatoria maritimes ou de montagnes.

La présente section se mettra en rapport avec la section correspondante de la partie administrative, laquelle cherchera les moyens les plus aptes à la fondation de ces établissements.

E. — *Section d'enquête et de statistique.*

La section d'enquête et de statistique aura pour objet :

1° De rechercher, aidée en cela de tous les médecins exerçants, et d'inscrire tous les cas de tuberculose confirmée, tous les cas suspects dont la détermination exacte sera établie dans les laboratoires de microbiologie ;

2° De rechercher les endroits où la tuberculose prospère et se propage, les endroits où elle reste stationnaire et enfin les endroits où elle n'existe pas.

3° De déterminer l'influence de l'hérédité et de la contagion sur le développement de la tuberculose dans les villes et les campagnes.

4° De déterminer le rôle que joue l'habitation, l'alimentation et le séjour dans les fabriques au point de vue de l'acquisition et de la propagation de la tuberculose.

SECTIONS DE LA PARTIE ADMINISTRATIVE

La partie administrative sera composée des sections suivantes :

A'. — *Section d'hygiène.*

La section d'hygiène aura pour objet :

1° La poursuite de l'exécution des mesures hygiéniques décrétées par la section correspondante scientifique.

2° La divulgation et la propagation des lois de l'hygiène en ce qui concerne la contagion et la prophylaxie de la tuberculose, soit par des conférences, soit par des publications dans les journaux politiques ou des brochures distribuées gratuitement, soit par des visites domiciliaires lors de secours à domicile.

B'. — *Section de création d'établissements utiles.*

La section de création d'établissements utiles aura pour objet :

1° La recherche de moyens propres à la création de dispensaires, d'hospices spéciaux, de refuges de convalescence, de sanatoria maritimes ou de montagnes.

Cette section se mettra en rapport avec la section scientifique correspondante.

2° La création de laboratoires attenant à ces établissements.

C'. — *Section de bienfaisance et de secours.*

Cette section aura pour objet l'organisation des recettes et des secours et tout ce qui s'y rattache.

Par exemple donations, quêtes à domicile, si nécessaire, rétributions des communes suivant leur importance, rétribution des théâtres, concerts, etc. ; organisation de fêtes de bienfaisance, etc. Le journalisme pourra nous être d'un immense secours pour toutes ces questions.

L'Association pourra se mettre en rapport avec le gouvernement pour obtenir toutes les facilités et même son aide pour la fixation des rétributions.

Elles pourraient se faire de la manière suivante :

Pour les communes. — Chaque commune sera libre d'organiser elle-même le mode de rétribution.

La somme attribuée ne pourra être inférieure à 10 francs par 1,000 habitants et par an.

Les indigents inscrits au bureau de bienfaisance et ceux qui reçoivent des secours seront exclus de la liste des habitants.

Cette rétribution est excessivement minime, puisqu'elle revient à *1 centime par habitant et par an.*

Pour les théâtres, etc. — La rétribution des théâtres sera calculée sur 1 franc par 1,000 francs de recettes et par représentation.

L'Administration des théâtres, etc., organisera la manière de percevoir cette minime rétribution.

Pour les fêtes de bienfaisance. — Elles seront organisées à Paris ou autres grandes villes, etc., par le comité de l'Association.

Donations. — Les noms des donateurs seront proclamés en séance publique, sauf avis contraire, et la somme donnée. Les noms seront imprimés dans un livre à part mis à la disposition de tout le monde en le déposant dans les dispensaires ou les sanatoria pour lesquels la donation a été faite. Pour être inscrit, la somme donnée ne doit pas être inférieure à cinq cents francs.

Lorsque la donation est importante l'Association décidera si le donateur devra être appelé *bienfaiteur* de l'Association et dans ce cas son nom sera gravé en lettres d'or sur des plaques de marbre apposées dans les dispensaires et les sanatoria de la circonscription voisine du lieu de naissance du bienfaiteur ou à défaut, pour les étrangers, à deux établissements de Paris au choix de l'Association.

PUBLICATIONS

Art. I. — Les travaux de chaque section seront publiés une ou plusieurs fois par mois suivant les besoins.

Art. II. — L'Association fera un choix des travaux les plus importants de toutes les sections, dont l'ensemble sera publié tous les trois mois dans un bulletin à part qui formera le Bulletin-Annuaire de l'Association.

III. — Les membres de l'Association auront droit à ce Bulletin en versant une somme annuelle de *cinq* francs.

IV. — Les travaux imprimés dans ce Bulletin ne seront la propriété de leurs auteurs que *deux* ans après la publication.

V. — Les publications de divulgation et de propagande seront faites par les soins de la partie administrative et suivant les besoins.

BIBLIOTHÈQUE ET MUSÉE

I. — Les livres, brochures, plans, dessins, gravures, instruments, médicaments, pièces anatomiques et histologiques, etc., déposés, seront la propriété de l'Association et formeront au fur et à mesure une bibliothèque et un musée.

II. — Lorsque la bibliothèque et le musée seront en voie de formation l'Association nommera un bibliothécaire et un conservateur.

III. — Un catalogue illustré sera publié ultérieurement.

L'Association et les autres Sociétés savantes.

La connexion étroite qui paraît exister entre la future Association et les sociétés savantes qui existent depuis longtemps ne saurait en aucune façon porter obstacle à sa constitution, ni porter ombrage à ces sociétés, ni faire double emploi, puisque l'Association aura non seulement un but scientifique, mais en même temps un but humanitaire et social et ne devra s'occuper que de la tuberculose, ni entraver en aucune façon leurs travaux. Au contraire, il me semble, que la longue expérience que ces sociétés ne manqueront d'apporter à la future Association, puisque leurs membres feront incontestablement partie de l'Association, ne pourra que leur être d'une utilité immense pour faciliter ses travaux et d'un grand secours pour l'aider à atteindre rapidement le but qu'elle devra poursuivre. En cela elle devra de même se mettre en rapport avec les sociétés savantes de province pour toutes les questions d'intérêt scientifique et social.

IMPRIMERIE LEMALE ET Cie, HAVRE

www.ingramcontent.com/pod-product-compliance
Lightning Source LLC
LaVergne TN
LVHW010118060726
842524LV00006B/2601